TEMOIGNAGE PUBLIC

RENDU A M. DIBON,

CHIRURGIEN ORDINAIRE DU ROI
dans la Compagnie des Cent-Suisses de la
Garde du Corps de Sa Majesté,

PAR PIERRE DE DYN D'ANVERS.

*On y a joint les preuves de la Cure, avec quelques
Réflexions concernant M. de Torrès, par qui le
Malade avoit été manqué.*

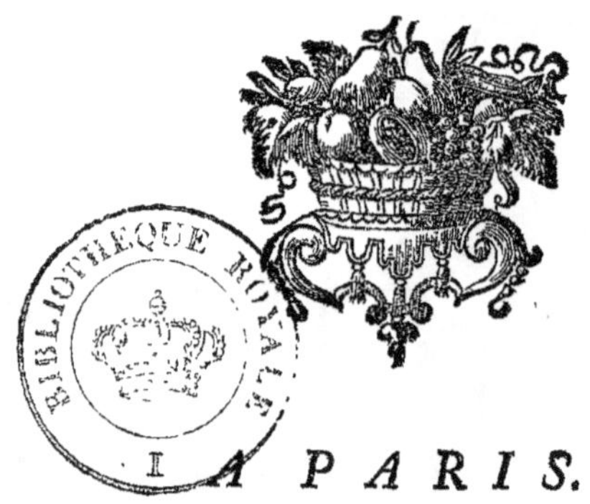

A PARIS.

M. DCC. LV.

Avec Approbation & Privilége du Roi.

AVERTISSEMENT.

*L*E détail qu'on va lire, est l'ouvrage d'un Malade jugé incurable par de célébres Praticiens, & qui contre toute esperance a été gueri radicalement par le Remede de M. Dibon. C'est une espece de confession publique dictée par la reconnoissance, une description vraie & naïve de la maladie de l'Auteur, & des malheureuses épreuves par lesquelles il a passé jusqu'à sa parfaite guerison. On a cru devoir conserver son langage & son ortographe moitié Wallons & moitié François ; ils pourront amuser quelques Lecteurs. Mais on a traduit toute la Piéce, pour la faire entendre des autres ; & on a mis la version à côté du texte, pour n'y point laisser soupçonner la plus legere alteration.

Ce Mémoire est suivi des Certificats de MM. Goullard, *Médecin ordinaire du Roi*, Le Dran, Henriquès, Morand, & Hebrard, *Maîtres en Chirurgie.*

On y a joint quelques Réflexions concernant M. de Torrès qui avoit manqué le Malade, & sur le nouvel Ecrit qu'il a répandu depuis peu sous le nom d'un prétendu Carboneil, se disant Docteur en Médecine.

UN

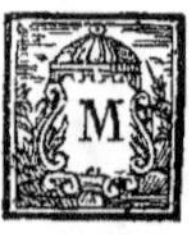

On premier acfedant ce fut en laneé 1747. Je eut deux ou trois Canquer à la Vergeé qui me faifa tant fouffrir, qu'il me donna la fiévre; je trouva une abil Chirurgien à Lisbonne ou jeté à Lisbonne en Portugal, qu'il me tira dafaire en quinze jours de tems. Lanée 1749. je atrapa un chout pife avec de peti Canquer à la vergée & même la Choutpiffe eft venue cordez; cet un Apotecquer à coute de S. Rocx dans la rue de S. Honore tou aupré de la Eglife, qu'il ma geris avec de certen gout que je prenne dans un ver à boire avec de Loud fix fois par un jour chaque jour, je fus bien geris ou bout de deux mois. Laneé 1750. je gainné un outre Choutpiffe, mais elle ne me

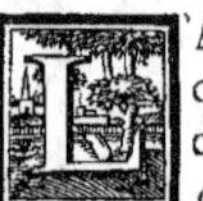

'Année 1747. eft l'époque de mon premier accident. J'eus à la Verge deux ou trois Chancres qui me firent de grandes douleurs, & qui me cauferent la fiévre. Je fus tiré d'affaire en quinze jours, par un habile Chirurgien de Lisbonne en Portugal. En l'année 1749, j'attrapai une Chaudepiffe avec de petits chancres à la Verge, & ma Chaudepiffe devint cordée. Un Apoticaire demeurant ruë S. Honoré près de S. Roch, me guérit avec des goutes que je prenois dans de l'eau fix fois par jour, & je fus bien nétoyé au bout de deux mois. En l'année 1750. je gagnay une feconde Chaudepiffe, mais bénigne & nullement douloureufe. J'eus récours à mon Apoticaire; il me donna une petite fiole pleine d'une liqueur blanche, dont je prenois tous les jours une cer-

gennet pas , même je croyé qu'il netet qu'un écouffement ; oufitôt je fut trouvez M. Lappotequer, quil me donna un peti fieols avec un liquer blan pour prende com à lordinair pour mon ecu , & quand je navez plus je retourne pour mon ecu chez M. Lappotequer. Sa trene environ quatre ou cin mois , tantot mon Choutpiffe coulez, tantot ne coulez plus, & quelque fois quant je bouvoit un peut plus que de coutum ordinair, alors fa coula plus vitiman. Au bou de cinq mois je croyé que je etoy geris tout fait bien ; je camonta un jour un cheval, & le lendimen je fenty la dolur à mon bourfe ; je porte mon main , je fanty quel eté enfelez & quelle venet plus gro à cacque moment; fa me cofe becoup dembras ; je fut trouvez M. Dacx Maître Chaurigien quil me mis de quattaplan la defur & enfuite fa commence à coulez ; il ma redicalement geris en 46 jours. Lanée 1753. au mois Jullet il mes venu un peti canquer à la Vergée ; je baiffine avec gros vin & fa allez & tantot fa revenez ; je ne fit pas aucun cas de fa , mais à la fuite il mes venue une petite gelande dans Lainne , & fa me genez à marchez ; tout fuit je fu trouvez un Monfieur dans le Quinzevingt & je lui fis voir ; il mes dit tout fuite que fa étoit rien , mais

taine dofe. La fiole me coutoit un écu , & j'en ufai pendant quatre ou cinq mois. Ma Chaudepiffe étoit devenue comme périodique : elle s'arrêtoit de tems en tems, & puis recommençoit à couler, lorfque je buvois un peu plus qu'à l'ordinaire. Environ au bout de cinq mois, je me crus tout-à-fait guéri ; un jour je montai à cheval , & le lendemain je fentis de la douleur dans les bourfes. J'y portai la main, je fentis que cette partie étoit enflée & que l'enflure augmentoit à chaque moment. J'allai trouver M. Daft , Maître en Chirurgie: il me mit quelques cataplafmes qui ramenerent l'écoulement, & je fus parfaitement guéri en quarante-fix jours. Au mois de Juillet de l'année derniere (1753.), il me vint encore de petits Chancres à la Verge : je les baffinai pendant quelque tems avec de gros vin ; ils difparoiffoient & revenoient fucceffivement, ce qui fit que je les négligeai. Mais il me furvint enfuite dans l'Aine une petite glande qui me genoit beaucoup en marchant. Je m'adreffai dans le Quinze-Vingts à une perfonne, qui après m'avoir vifité, me dit que ce n'étoit rien. Ce Chirurgien me mit un emplâtre pour diffiper la tumeur, & en même-tems il me donna un peu d'onguent pour mes Chancres. Trois femaines après les Chancres furent guéris ; mais la glande étoit devenue plus groffe. Je

je va mette une emplatre la defur pour le dicipez ; & en même tems il me donna un peut dongand pour ce petit Canquer ; je containia fa environ trois femene , le Canquer eft venu gerit , mais la Gelande elle venoit plus gros. Je parlez à ce M. quil me tretez & je lui demende fi fa ne pareffe pas une Poulain, il mes dit qu'il fauloit voit encour un peut ; à la fuit fa vennoit gros tout fait ; alors ce M. comence àmes examine, il mes demandez fi je navoit pas ut dotre galanterie , je lui confeffe de toute ma vie comme je avoit vecu ; il me parla en honnet homme & mes dit furement faeft quelque anchien mal , & je vous confeille pour le plus court que de paffez la grande remedie , & de plus voilà le mois de Septembre va veniz , & comme defet il aprochez, cé le meilleur tems de lanée pour vous mette en furetez ; tout fuit je fus refolu de me mette au peti mefon & je fut demande mon cont à mon Maitre, qu'il me difoit pourquoi je lui voulle quittée. Je lui diffe mon mal, il mes dit dabor quil fouloit voir M. Goulart fon Médecin, & fi je povoit geriz che lui dans fa mefon il ne voulet pas que je fortie ; je me fut tout fuite chez M. Goullart, je lui demandez fil etoit neffechiez que paffe la grande remedie pour

retournai chez le Chirurgien , & je lui demandai fi cette glande ne lui paroiffoit pas être un Poulain. Il me dit qu'on le verroit par la fuite , & qu'il falloit attendre encore. Enfin la tumeur groffiffant de plus en plus , il commença à m'examiner plus férieufement. Il me demanda fi je n'avois pas eû d'autres galanteries. Après lui avoir tout confeffé , il jugea que cette glande étoit une induction de la Verole , & pour le plus court, il me confeilla de paffer les grands remedes. On approchoit alors du mois de Septembre , qui eft le temps de l'année le plus favorable ; il m'exhorta à en profiter. Je pris auffitôt la réfolution de me mettre aux *Petites-Maifons* , & je demandai mon congé à mon Maître. Il voulut fçavoir pourquoi je le quittois , & lui ayant avoué mon état, il me dit qu'il falloit voir M. *Gaulard* fon Médecin. Il ajouta que fi je pouvois être traité dans fa maifon, il ne vouloit pas que j'en fortiffe. J'allai tout de fuite chez M. *Gaulard* ; je lui demandai s'il étoit befoin de me faire effuyer les grands remedes. Il me queftionna fur ma vie paffée , & je ne lui cachai rien. M. *Gaulard* convint qu'en effet le plus court étoit de paffer les grands remedes ; mais il ajouta que je pourrois néanmoins guérir autrement. En conféquence , il me donna la recette d'un emplâtré qu'il me dit de prendre chez un

cela ; il ma ceftionez fur ma vie paffez dont je lui dife tout fans cache rien, & lui dit tous les avanture qu'il mes étoit arrivez. M. Goullart me dit, de paffer la grand remedie fa étoit le plus court, mais je croit portant que vous pouvez gerir autrement : je menvais vous donner un recet que vous prenderez chez une Apotequer pour vous faire une emplâtre, qu'il vous laifferez hui jours la defur, alors vous mes vienderez parlez. Je fet tout fuit ce qu'il ma ordonnée, alors mon Poulain venez de jour en jour plus grand & je fouferez plus en plus ; et fa venue fi grand comme un œuf dun oie & fa caffe en dedans ; le huitieme jour je fut trouvez M. Goullart, et mes dit dabor quil foullait faire ovrier par un Chiruirgien & faire penfer avec de Longand mercuriael ; moi je croyé que je aure étoit gerie tout fuit, je prenne une jeune Chiruirgien nomé M. *Malot* qu'il mes difoit abile homme, & qu'il travallez lon tems à Monpellie ; il ma la ouvert à la fin du mois Aouft 1753. Je mes fantée tout fuit fologeez, voilà pour treize au dix-huit jour & vous ferez debraffé ; au commencemenr fa purgez confiderablement & au bou de 25 jour fa commence à creufe du cottez de la hanfe ; on mes feringez la dedans

Apoticaire ; il m'ordonna de le laiffer huit jours fur ma tumeur, & de revenir enfuite le voir. Je fis de point en point ce qu'il m'avoit ordonné ; mais mon Poulain groffiffoit de jour en jour, & je fouffrois de plus en plus. Il devint gros comme un œuf d'oye, & commençoit même à caver. J'allai le huitieme jour chez M. *Gaulard* ; il me dit d'abord qu'il falloit faire ouvrir la tumeur par un Chirurgien, & le penfer avec de l'onguent mercuriel. Je crus être guéri tout de fuite, en fubiffant cette opération : je m'adreffai à M. *Malot*, jeune Chirurgien que M. *Gaulard* m'affura être habile homme, & avoir travaillé long tems à Montpellier. M. *Malot* m'ouvrit mon Poulain à la fin d'Août 1753. Je me fentis d'abord foulagé, & le Chirurgien me fit efperer que dans treize ou dix-huit jours je ferois tout-à-fait hors d'embarras. La playe fuppura beaucoup dans le commencement ; mais au bout de vingt-cinq jours on s'apperçut qu'il fe faifoit des Sinus du côté de la hanche. On m'y fit des injections avec une cettaine eau fort chaude & très cuifante. Ce traitement dura deux mois, & le mal empira toujours. Je m'en plaignois au Chirurgien qui me confoloit, en difant qu'il repondoit de ma guérifon. Comme on employoit à ma playe beaucoup d'onguent mercuriel, j'avois une falivation prefque con-

avec un certain loud tout ch'out & très quiffant ; fa dures deux mois & fa ne vene que pier en pier ; je mes plainne à M. mon Chuirirgien que mes confolla & qu'il reponde ma gerifon, & comme on uffez becoup longand mercuriael, fa mes fit bien craffe & même bavais ; fur quoi il mes dit fa purge mon fan & qu'il ne mes refterai aucun mal venirien ; mais comme je voiei que du pir je le pris avec un fiacquer pour confulter quelque abil homme ; nous fum chez plufieur, mais ne trovez pas ; il me dit qu'il connoiffe M. Ruffel très abil Churrigien Majours de Garde du Corps de fa Maifefte ; nous le trouvent chez lui, je fit voir ma plais & demandez fil trouve point de Verrolle mellez avec fa ; il mes dit qu'il ne voyeft aucun dangez, & memme dit-il fil aurez de la Verrolle avec, je vous repond devant un mois au plus fix femaine vous ferez redicalemen geris, & dit-il je vous donnerez de bolle que vous prendrez tou le jour trois au bien quatre felon comme il travalleront, que vous fairont aller trois au quatre fois à la garderobe ; pour votre plais je vous donne un indigefti & des emplatres de longand de la Mer & feringe encore quelle que jour, & rempli le trou de felpit & d'ingefti, & nous verron en-

tinuelle. M. *Malot*, pour me raffurer, difoit que cela purifioit mon fang, & qu'il n'y refteroit bientôt plus aucun Virus vénerien. Mais fentant mon mal empirer, un jour j'allai prendre M. *Malot* dans un caroffe, pour confulter enfemble quelque habile homme. Nous fumes chez plufieurs Maîtres de l'Art que nous ne trouvâmes point. M. *Malot* me dit alors qu'il connoiffoit M. *Ruffel* Chirurgien Major des Gardes du Corps de fa Majefté, & grand Praticien. Nous le trouvâmes chez lui : je lui fis voir ma playe, & je lui demandai s'il n'y trouvoit point quelque indice de Verole. Il répondit qu'il ne voyoit aucun danger à mon mal, & que quand il y auroit de la Verole, avant un mois ou fix femaines au plus je ferois guéri radicalement. Il ajouta qu'il me donneroit des bols dont je prendrois trois ou quatre par jour, & qui me feroient évacuer trois ou quatre fois regulierement ; que quant à ma playe, il me donneroit un bon digeftif avec des emplâtres de l'onguent de la Mere ; qu'il falloit cependant feringuer encore quelques jours, & remplir le trou avec de la charpie & du digeftif, qu'enfuite on verroit ce qu'il y auroit à faire. M. *Ruffel*, quelques jours après, voyant que la playe fuppuroit beaucoup, & que l'humeur creufoit toujours en dedans, réfolut de coper les bords de cette playe,

fuit. Queleque jour apres voyant que fa jetez confidérable & fa cruife toujour en dedan, il fe réfolu de copper jufque quil etoit crus ; enfuit fur la partie quil étoit overt, on jettez un poudre blans dedans & allantour, & on fermez fa très bien pour 2 fois 24 heur. Mais je ne pas dit pendant tout ce tems la que on me brullez tou le jour avec de pier infernal, auffi il mes fit prendre que du let pour tout noriture, difant que fa faire plus des fet avec le boulle quil faifez portant par mal ; mais le let apres 3 femaine ne me faifoit pas bien, & ottez tout ma forge, quoique je fait toujour mon petit devoir ; le pier infernal la poudre blans ne empeffez pas que la chair baffeufe croife toujours afors, on commence à copper avec le fizot tous les dix au daus jour.

Après la coppure la plais vene toujour tres belle, mais fa cángé toujour. Monfieur Rufel mes difoit que mon fant netoit pas encour net, mais fa commence à avancez, & il mes dit aye corage vous ferez bientôt debraffez ; fa étoit dans ce tems-là cinq mois & deux mois & demit que je etoit avec Monfieur Rufel, & fix au fept fois coppé & tondu avec les fizots ; jen ne pouvois plus marchez quil mes venoit fi fenfible & memme plus dormir ; je etoit prêt à pren-

ainfi que les chairs recrûes dans toute la circonférence. L'opération fut faite auffitôt ; enfuite il foupoudra l'intérieur de la playe avec une poudre blanche, & mit l'appareil qui refta deux fois vingt-quatre heures. Pendant ce traitement, on m'appliquoit encore la pierre infernale, & j'étois reduit au lait pour toute nourriture. J'ufai du lait pendant trois femaines, ce qui m'affoiblît beaucoup, fans me faire d'ailleurs aucun bien. La pierre infernale & la poudre blanche n'empêchoient pas la chair baveufe de croître toujours ; ce qui obligeoit de la couper avec les cifeaux tous les dix ou douze jours.

La playe après la coupure étoit toujours belle ; mais cette apparence n'étoit pas de longue durée. M. *Ruffel* me faifoit entendre que mon fang n'étoit pas encore net, mais qu'il commencoit à fe nettoyer, & qu'avec un peu de courage, je ferois bientôt hors d'affaire. Je fus ainfi deux mois & demi entre les mains de M. *Ruffel*, qui m'incifa fix ou fept fois ; ce qui joint aux cinq mois que je fus traité par Mrs. *Gaulard* & *Malot*, font près de huit mois de fouffrances prefque continuelles. J'étois alors

dre une autre partie, alors M. De..... mon Maître me fit appelle & dit la Piere vous tirez toujour de la hans ; ne vous portée pas mieu ; je repondez que non mais pir. Monſieur me dit, mon enfant je parlez à un des abil homme de Paris, il a fait de curre conſiderable, & je confirez moi memm, & voilà une lettre que vous portere de ma part ; je remercie très mon Maître de ſa bontée & jalla le lendemain du grand matain pour ne pas manque, & je trouva Monſieur Toryſe qu'il me fit entrez tout ſuit, & après avoir fait ma revrencie, je lui préſente la lettre & diſoit que je venoit de la part de mon Maître M. De..... il mes dit defait vit vote plais, vous ſortez des mains de Charlatan ; je lui dit non, que je ſortez des mains de M. Ruffel & memme on diſoit très-expert; a dit-il les Churrigien de Paris ſont la plus part de bourreaux, vous vienderez chez moi une huitaine au dixaine de jours, & je vous gerire ſans coppez ni brulle. Je lui demande pour faire accord & j'ne ſuis pas riſce, & je avoit preſque tout depenſez que je auvoit; & mes dit rien & quand vous ſerai geris vous parlez de l'argent. Il mes dit de venir le memme jour, je ne manque pas auſſi ; il mes dit de aller avec lui dans ſon caroſſe

alors reduit au point de ne pouvoir plus marcher qu'avec des peines infinies, & je ne dormois plus. Dans cet état, M. De.... mon Maître me fit appeller, après m'avoir fait rendre compte de la ſituation où je me trouvois, il me dit qu'il avoit parlé de moi à un très-habile Médecin, qui faiſoit des cures étonnantes, & qu'il n'héſiteroit pas lui-même à ſe mettre entre ſes mains. Il me donna une lettre pour lui, que j'allai dès le lendemain porter à M. *de Torrès* (c'eſt le nom du Médecin dont il s'agiſſoit). Auſſitôt que je me fus annoncé, M. *de Torrès* voulut voir ma playe que je lui montrai. *Vous ſortez*, dit-il, *des mains des Charlatans* »Non m. lui » répondis-je, celui qui m'a traité » le dernier, eſt M. *Ruffel*, Chi-» rurgien célebre. *Bon*, repliqua M *de Torrès, vos Chirurgiens de Paris ſont pour la plupart des bourreaux. Je vous guerirai moi dans huit ou dix jours, ſans rien couper, ni bruler.* Je voulus dabord faire marché, en lui obſervant que je n'étois pas riche, & que j'avois déja dépenſé tout ce que j'avois. Il me dit qu'actuellement il ne falloit rien, & qu'il ne ſeroit queſtion d'argent, que quand je ſerois bien guéri. Il finit par m'ordonner de le revenir voir le même jour. Je n'y manquai pas ; il me prit dans ſon caroſſe pour me faire voir aux plus fameux Médecins & Chirurgiens de Paris, & il me

& il mes préſentez de l'argent ; je lui dit que je avoit encour quelleque choſe dans ma poſſe; je mi vais vous faire voir par tou les abille de Paris , & je vous dire à qu'il fout donner de largend ; il mes menna chez pleſieur Bourgeois au il auvoit de compagnie pour mes voir , & mes fit otter tout ce qu'il avoit deſur , & il diſe qu'il gcrire comme ſa ſans rien mette deſur ; je prommene comme ſa trois jours che quantete de Medſin & Churrugien , & me faiſoit tenir mon argent prêt dans la main devant ſortir de ſon caroſe. Nous fumes quatre fois chez M. Morand devant le jondre; je fit voir ma plais a M. Morand, il mes diſez qu'il étoit charmes que je étoit entre le main de M. Toriſe , & que je ſerai bientôt geris , mais qu'il ſera charmais de mes voir apres mon retabiſement , & M. Morand donnez un ſertificat dun malade qu'il avoit gerit , & voila tous les diſcours de M. Morand , & M. Toreſe remercia becoup. La memm ſermony étoit comme ſa chez tous le autre, au je donné ſix frans à des endrois , & des autres rien que la vûe de mon corps tout pouvretez ; le troiſieme jour me envoye laprec dine ſon caroſe, mais je ne voulez par partir , diſant que je étoit malade de reſter comme ſa dans la rue, & il étoit la veritez.

préſenta de l'argent pour payer leurs honoraires. J'avois quelqu'argent ſur moi ; je ne voulus pas prendre le ſien, & il me dit qu'il m'avertiroit lorſqu'il faudroit en donner. M. *de Torrès* me mena dans pluſieurs endroits ou l'on paroiſſoit curieux de me voir. Il me faiſoit montrer ma playe , & il aſſuroit bien qu'il me gueriroit, ſans y appliquer aucun remède extérieur. Il me promena de cette maniere trois jours de ſuite chez quantité de Médecins & de Chirurgiens, & il me faiſoit tenir mon argent tout prêt dans la main, avant de deſcendre du caroſſe. Nous allames quatre fois chez M. Morand , avant que de pouvoir le joindre. Nous le trouvâmes enfin ; je lui découvris ma playe : M. *Morand* me dit qu'il étoit charmé que je fuſſe entre les mains de M. *de Torrès* , & que je ſerois bien-tôt guéri ; mais qu'après mon rétabliſſement il vouloit me voir. Cette conſultation ne fut pas plus longue ; M. *de Torrès* ſe fit enſuite expédier un certificat pour un malade qu'il avoit guéri , & remercia beaucoup M. *Morand* : là ſe termina notre viſite. Ce fut la même cérémonie chez tous les autres où nous allames : je donnois de l'argent en certains endroits , & en d'autres je ne donnois rien ; j'en étois quitte pour montrer le déplorable état où j'étois. Trois jours après cette longue marche , M. *de Torrès*

A la quatrieme jour il mes donnez le matin deux boulle gros comme de noiſet, enſuit il ordonna douze lavement & boire le tiſanne à fors, mais devant qu'il étoit midi je rendez tout ce qu'il étoit dans mon corps ; & memme je ne pouvez pas prendre tous les lavement, car je auvoit gangné de morvit dans ſon caroſſe dont que je ſuis pas encor quit ; le ſoir encor de bolle que je prenne tou le jour la memme doſſe ; le quatorziéme jour il mes donne de friсſons ſur le jambes & quelle fois ſur mes quis ; il ma donner environs vint-deux au bien vint-trois friсſons, qu'il etoit quelleque fois très-leger, mais quand il vennoit de perſone de la ſienſe il en donne pour engreſſer un rou de caroſſe ; mais ſa empeſſez pas la doſſe de bolle & de lavement, & la tiſanne & la petit ordonez toujour.

A legard de ma plais on ne mette rien pas ſeulement du loud que au bout de quinze jour M. Dioſelle il mette une indigeſti & des emplatre de longand de la Mer, mais huit jours apres, M. Toriſe ne voulut pas que on mette davantage que du linge ; apres trentehuit jour on diſoit que je étoit gerit & que je navoit plus aucun mal venirien ; alors on m'a brulle trois jours tout ſuit pour otter le mauvais chers & on penſez avec le

m'envoya ſon caroſſe pour me faire recommencer la même tournée. Je ne voulus point m'expoſer de nouveau à de pareilles fatigues, & je fis dire à M. *de Torrès* que je n'étois point en état de les ſoutenir. Le lendemain matin il m'envoya deux bols de la groſſeur d'une noiſette, il ordonna douze lavemens, & une ample boiſſon de ptiſanne. J'exécutai l'ordonnance, mais avant midi j'avois rendu tout ce que j'avois pris. A l'égard des douze lavemens, je n'en pûs prendre qu'une partie, parce que le mouvement du caroſſe, dans la promenade que j'avois faite avec lui, m'avoit fait venir des hémorroïdes dont je ne ſuis pas encore quitte. Le ſoir il fallut prendre encore des bols, & continuer tous les jours la même doſe. Le quatorziéme jour M. *de Torrès* me donna des frictions ſur les jambes, & quelques-unes ſur les cuiſſes. J'en ai eu environ vingt-deux ou vingttrois, mais qui quelque fois étoient fort légeres. Quand il ſe trouvoit chez lui des gens du métier, ſoit Médecins, ſoit Chirurgiens, il me mettoit de ſa pomade dequoi graiſſer une roue de caroſſe ; mais cette quantité ne diminuoit pas la doſe des bols, des lavemens & de la ptiſanne. Pour ma playe, on n'y mettoit rien, non pas même du linge ; on ſe contentoit de la laver de tems en tems avec du vin & de l'eau tiéde. Au bout de

memme ongand ; huit jours apres
voyant encor quelleque mauvais
bord, M. Diofelle avec un fizot
mes coppe les bord tout alletour ;
alors ma plais eft venu très-belle
extremment fenfible, mais elle vene de meux en meux ; alors M.
Torife il fit encour tout otter &
mes laiffe quatre jour comme fa ;
on lavoit de tems en tems un peut
avec de loud tiet, & je périffe
de jour en jour & de douleur qui
ne povez plus dormir ; pour mes
folage il mettez des carteplan la
defur pour ladoufcir, mais toujour pir en pir ; je plaignez & il
mes dit que je navoit pas aucun
mal vénirien ; que je povais aller à
la cartée ; on tinnet confultation ;
l'un dizoit que j'avoit le Chorbut ;
M. Diofelle difoit que je étoit lardre ; M. Torize difoit incurable,
M. Goullart difoit qu'il faulet
prendre les oux de Barreffe, de
mais tranfporter la fi je povez &
contunye avec de lorigand mar-
quriael, s'étoit le plus meilleur
que ce M. Médecin.

[*Suit de ma maladi qu'il a commen-
cé dans le mois de Julet* 1753.] Après
le traitement de trois Chururgien
quil avez deure le fpaces de cinq
mois, je etée chez M. de Torife
trois mois & demi, il me avez dit
quil mes gerirée moin que dans un
mois de temps & que on m'avez
mal traitée ; car diffe-t'il la plus

quinze jours M. *Dieuxayde*
Chirurgien y mit un digeftif &
un emplâtre d'ongent de la Mere. Mais huit jours après M. *de
Torrès* ne voulut pas qu'on y
mit autre chofe que du linge
blanc. Ce traitement dura trente
huit jours ; on dit alors que
j'étois guéri, & que je n'avois plus
aucun Virus. Cependant pendant trois jours de fuite on m'ap-
pliqua la pierre infernale, pour
confommer les mauvaifes chairs,
& on me continua l'onguent de
la Mere. Huit jours après M.
Dieuxayde voyant encore des
chairs baveufes, me coupa tout
au tour les bords de la playe qui
devint très-belle, mais extrê-
mement fenfible. M. *de Torrès*
alors fit encore ôter les emplâtres, & me laiffa quatre jours
fans cataplafme. On lavoit feulement la playe de tems en tems
avec de l'eau tiéde. Ma fituation
pourtant n'étoit point changée ;
je déperiffois de jour en jour, &
il n'y avoit plus pour moi de
fommeil. M. *de Torrès*, pour
me foulager, en vint à fon tour
aux cataplafmes ; mais le mal au
lieu de s'adoucir, fembloit s'ai-
grir de plus en plus. Enfin un
jour que je me plaignois du cruel
état où j'étois reduit, M. *de
Torrès* m'affura que je n'avois
aucun mal vénerien, & que je
pouvois aller à la Charité. On
fit à ce fujet une confultation :
l'un difoit que j'avois le fcorbut,
M. *Dieuxayde* prétendoit que
j'étois ladre ; M. *de Torrès* ne

grand partie de Chururgiens de Paris font ingnorant ; le vingt du mois de Mars on a tenue un grand confultation de plefieur Médfin & Chururgiens ; M. Torife affurez que je n'avez plus de mal vénirien, mais quil ce éte plutôt le Chorbut ; M. Diofelle dife que je éte lardre, M. Goullard mes diffe qu'il fauloit que je prende les oux des Barrege ; je prene becoup de chagrin, car je entende que M. Torife mes difoit que je étez incurable ; M. Torife a mêmme dit après qu'il mettra cent mille franc que je ne gerire jamais. Je refte quinze jour fans aucun folagement ; car M. Torife mes avoit abandonnez ; il venoit plefieur Chururgien mes voier, mes perfonne ne mes voelet entreprendre ; il ne venoit que par cruyofité pour voir mon trifté étaét ; je avois alors la fevre & la deffenterie avec un grand reume & autre ; mon plais qui étoit de longueur de fept poces avec un cue de poulle à lantour ; je avoit un autre Poulain fous les épolle goffe avec un grand paquez de moried ; par bonheur pour moi il logé un valet de chambre dun Monfieur dans le memme endroit ; Monfieur Dibon eft venue voir ce valet de chambre, & ce bon garçon par pitié a priez M. Dibon de mes voir en paffant, &

jugeoit abfolument incurable ; M. *Gaulard*, le plus moderé de tous, étoit d'avis que je priffe les eaux de Barrege, fi je pouvois m'y tranfporter, en me faifant continuer l'ufage de l'onguent mercuriel. Enfin toutes les opinions alloient à me faire perdre l'efpérance, & M. *de Torrès* entr'autres difoit qu'il parieroit cent mille francs que je ne guerirois jamais. Je reftai de cette maniere quinze jours fans le moindre foulagement, abfolument abandonné de M. *de Torrès* qui m'avoit promis de me guérir en moins d'un mois de tems. Il venoit plufieurs Chirurgiens me voir, mais aucun ne vouloit m'entreprendre. La feule curiofité me les amenoit, & ils fe contentoient de me regarder en pitié. J'avois alors, outre mes maux ordinaires, la fiévre & la diffenterie, avec un gros rhume ; ma playe avoit fept pouces de longueur, & dans toute la circonférence il regnoit une dilaceration très-confidérable. J'avois de plus un autre Poulain fous l'aiffelle gauche, avec de fortes hémorrhoïdes. Un heureux hazard amena dans la maifon ou j'étois logé le valet de chambre d'un Seigneur. M. *Dibon* vint voir ce valet de chamre, & celui-ci par pitié le pria de me faire en paffant une petite vifite. M. *Dibon* vit donc ma playe, & quand il l'eut bien examinée, je lui dis que j'étois abandonné de tout le monde, comme in-

apres qu'il me avoit bien visitée, je lui disez que on mauvait abandonez, & tous les monde mes disoit que je étoit incurable, & que le Médcin & Churigien mes disoit que je avoit plus de verolle ; & on avoit jeugée à propos quil faulet que je alle à Barrese ; M. Dibon mes disoit puisque tous les grand homme dist que vous set incurable ; si vous voulez avoir confiance à moi, je faire en sorte de vous geriz sans qu'il vous en cout rien ; je étoit charme d'entendre un ofre si gratieux ; il mes dit ensuit de mes faire transportez chez lui ; le deux du mois d'Avril je prit un chaise au porteur, car je netoit pas en etac de suporter aucun aute voiture ; on peut bien considerez comme je etoit en etac de faire une voyage de deux cent leux ; M. Dibon avoit eut la bonte de mes faire appretter un chambre & un bon feux ; dans mon malleur je mes trovez herux, car je etet bien logé & bien échouffe, éclerez & un domestique qu'il avoit soin de moi. M. Dibon & M. son neveut il ont eus tant de bontée pour moi & si grand soin comme si je etoit un Prinse ; je trouvez le tretement de M. Dibon bien diferant à celle de Monsieur de Torise par bonheur pour moi ; car je netoit pas en etac de prendre trois au bien quatre boulle la

curable ; que cependant on prétendoit que je n'avois plus de verole, mais que pour toute ressource on me condamnoit, à prendre les eaux de Barrege. M. *Dibon* me répondit, que puisque de grands Praticiens me jugeoient incurable, si je voulois avoir de la confiance en lui, il tâcheroit de me guérir, sans qu'il m'en coutât la moindre chose. De pareilles offres me remplirent de joye, & il y mit le comble en m'invitant de me faire transporter chez lui le plutôt qu'il seroit possible.

Le deux du mois d'Avril dernier, je me mis dans une chaise à porteur, car je n'étois pas en état de supporter aucune autre voiture ; comment aurois-je pu faire un voyage de deux cent lieues, tel que celui de Barrege? M. *Dibon* m'avoit fait préparer une chambre avec un bon feu, & je m'y rendis. Quelle différence du traittement que j'éprouvai dans cette maison à celui qu'on m'avoit fait jusqu'alors! M. *Dibon* & son neveu ont épuisé leurs bontés sur moi. Mon régime enttre les mains de M. de *Torrès*, étoit tous les jours trois ou quatre bols de la grosseur d'un œuf de pigeon, trois ou quatre pintes de ptisanne & une demi douzaine de lavemens. Chez M. *Dibon* au contraire, tout se reduit à avaler soir & matin un très petit bol fort aisé à prendre, & qui procure sans effort comme sans douleur, trois

grosseur dun euf de pison tou le jour, avec trois au quatre painte de tissanne au moins, & une demi douzeyne de lavement par jour ; car je etoit très-malade ; la façon de M. Dibon c’etet de prendre soir & matain une petit boulle, & ensuit une nourriture bien règle, un bon soupe avec de la viande, mais plutôt du rotie que du bolley avec un mistie du bon vin aulieurs de tissanne avec un peu de loud. Cet bien gratieux pour un malade de être traitée de la feccon sans être incommode ni sentir aucun mal, & la petit boulle et très hisé à prendre par rapport sa petitese, & sa fait aller trois au bien quatre fois parjour reglez sans aucun soufrance.

Moi qui avoit tout le maux que on peut imachiner, je povoit sa prendre sans aucun peïne, & sa mes ottée pas de lappetit ; plesieur persone quil mes venu voir il ne comté pas que je aure jamais essappée ; or M. Dibon & M. son neveut quil me on donnez toujours bon esperance, & mes disoit quil me tireré dàffaire tout au tar, & sans faut ; le bon Dieu les a rendu victorieus malgrais tous les enveyeux ; car plesieur souettere plutôt mon malheur que ma gerison ; mais Dieu mercie je me voire bientôt or daffaire sil plait à Dieu, & alors ils voiront

ou quatre selles par jour. Du reste une nourriture bien reglée, un bon potage tous les jours, de la viande suffisamment, & plus de roti que de bouilli ; au lieu de ptisanne, de bon vin avec un peu d’eau. Quelle providence dans mon malheur ! Quelle obligation n’ai-je pas à MM. *Dibon* d’avoir eux seuls esperé contre toute espérance, d’avoir bien voulu se charger d’un homme que tout le monde avoit condamné & que tout le monde abandonnoit ! Dieu seul peut m’acquitter envers eux. J’espere qu’il fera taire leurs ennemis, & qu’il confondra ceux qu’une basse envie portoit à désirer ma mort plutôt que ma guérison. Dejà par sa miséricorde je suis entierement rétabli, & l’on va voir que je n’étois point incurable. C’est une vérité que je signerois volontiers de mon sang. La seule chose qui m’afflige ; ce qui me perce en effet le cœur, & me tire les larmes des yeux, c’est de n’être point en état de récompenser mes bienfaiteurs, & de ne pouvoir réconnoître la moindre partie de tout ce qu’ils ont fait pour moi. Je ne puis que prier le Seigneur (comme je le prierai toute ma vie) qu’il soit lui-même leur récompense. Au reste dans ma pauvreté je trouve un motif de consolation : si j’avois eu assez de fortune pour suivre l’avis des Médecins, peut-être les eaux de Barrege m’auroient-elles été funestes ! Au lieu

comme je etét incurable , & comme je avoit besoins des oux de Baresse ; cela je sinnerez volontie avec mon propre sant pour temonnéz le fait de la vertée ; un chouse bien peniéble pour moi & disgratiéux pour moi , sa me cresse le cœur & mes tiere le larmes de jeux de nettre pas en etact de recompenséz mes bienfaiteur quil on tant eut de bontée pour moi ; je prie le bon Dieu , & le prire tant que viyere quil leur conserf en sante & leur recompensse pour moi avec le Parradis , pour tant de cairtée quil ont eut pour moi que je le soiette de tout mon cœur ainsi soit-il. Je mes consolle de mon pouvrettée ; car peut-être si javoit eté risse les oux de Barresse , mes aurez crevez & fait morrire ; car tous voulet que je alle , tous dissoit que je sentez mauvais de plais ; mes moi je port houjourhuy comme tous pont-neuf si je avoit le courage coumme la vollontée avec le fors, je ecrirez tou cet écrit de mon sant.

que je jouis aujourd'hui de la santé la plus complette. Cette vérité , je le repete, je l'atteste à toute la terre , & je scellerois de mon sang tout ce que contient cet écrit.

Non nobis , Domine , non nobis sed nomini tuo... Gloriam. Psal.
» Ce n'est point à nous ; c'est
» à vous, Seigneur , qu'il faut
» en rapporter la gloire. «

F I N.

Certificat de M. GOULLARD, Conseiller Médecin ordinaire du Roi.

JE, soussigné, Conseiller Médecin ordinaire du Roi, certifie avoir vû le nommé Pierre de Dyn, natif d'Anvers, attaqué d'une tumeur vénérienne très-considerable, qui occupoit l'aîne du côté droit, tumeur dure, renitente, & douloureuse, sur laquelle je lui conseillai d'appliquer des cataplasmes émolliens. Plusieurs mois après ayant été appellé en consultation pour un Malade qui étoit chez M. de Torrès, je fus surpris d'y trouver ce nommé la Pierre, que j'avois perdu de vue après le conseil que je lui avois donné à la premiere & seule inspection de sa tumeur vénérienne: je lui en demandai des nouvelles, & je fus effrayé lorsqu'il me montra une playe chancreuse d'une étendue fort considerable, que M. de Torrès ne voyoit pas avec les mêmes yeux que moi, puisqu'il m'assura que la guérison en seroit aisée à la superiorité de son Remede. Ayant appris par la suite que le Remede de M. de Torrès avoit échoué, & que le Malade étoit chez M. Dibon, Chirurgien ordinaire du Roi, rue Françoise près la Comédie Italienne, je m'y transportai, & trouvai le Malade, après l'avoir bien examiné, dans l'état où je l'avois vû chez M. de Torrès, ou s'il y avoit quelque changement, c'étoit en pis, puisque les forces étoient plus épuisées, le Malade plus émacié, les bords de la playe plus durs, plus calleux, & dans l'état d'un vrai carcinome. Je sortis, bien persuadé que le Malade ne guériroit pas, & que le Remede de M. Dibon n'auroit pas plus de succès que celui de M. de Torrès. Cependant ledit Pierre de Dyn s'est présenté chez moi le onzieme du présent mois: j'ai examiné son état, j'ai trouvé sa playe parfaitement guérie, bien consolidee; il a repris de l'embonpoint, & il m'a paru jouir d'une si parfaite santé, que j'ai lieu de juger que non-seulement le vice local est guéri, mais que le vice du sang est radicalement détruit; en foi de quoi je lui ai délivré le présent Certificat, pour lui valoir ce que de raison. Fait à Paris le 16 Juillet 1755. Signé, GOULLARD.

C

Certificat de M. LE DRAN, Maître en Chirurgie.

JE, soussigné, Maître en Chirurgie, certifie qu'ayant été mandé il y a environ huit mois, par M. Dibon, pour avoir mon avis sur la maladie du nommé la Pierre de Dyn, je lui ai trouvé dans l'aîne droite un ulcere vérolique, large, très-profond, & accompagné d'un sinus qui s'étendoit assez loin, ayant de plus un bubon sous l'aisselle gauche, & autres signes de vérole ; qu'ayant encore été mandé à quatre ou cinq reprises pour me consulter sur diverses circonstances de la maladie, ledit Pierre de Dyn est revenu aujourd'hui me voir parfaitement guéri. A Paris ce 16 Juillet 1755. Signé, LE DRAN.

Certificat de M. HENRIQUES, Maître en Chirurgie.

JE, soussigné, Maître en Chirurgie, certifie avoir visité, il y a environ huit mois, le nommé la Pierre de Dyn, natif d'Anvers, à qui j'ai trouvé un ulcere vérolique à l'aîne droite, accompagné de plusieurs sinus, dont le plus considerable regnoit tout le long de la face antérieure de l'os pubis, & s'alloit perdre dans les environs de l'aîné du côté opposé ; de plus, un bubon sous l'aisselle du côté gauche, plusieurs pustules au scrotum, un chancre à la verge, & un ulcere considerable à la voute du palais. Tous ces accidens étoient accompagnés d'une fiévre continue, & d'une dyssentérie des plus marquées. Ledit la Pierre de Dyn nous dit avoir été abandonné dans cet état par M. de Torrès, Médecin, qui lui avoit fait subir inutilement un traitement qui avoit duré trois mois & demi. C'est pour lors que le Malade s'est mis entre les mains de M. Dibon, Chirurgien ordinaire du Roi dans la Compagnie des Cent Suisses, & a fait usage avec tant de succès du Remede de ce dernier, qu'il s'est présenté aujourd'hui devant nous pour constater sa guérison. Je la certifie d'autant plus radicale, que je me fais un vrai plaisir d'en instruire le Public, & de rendre justice au Remede de M. Dibon. Fait à Paris le 19 Juillet 1755.

Signé, HENRIQUES.

Certificat de M. MORAND, Maître en Chirurgie, &c.

J E, *soussigné, Maître en Chirurgie à Paris, &c. certifie que j'ai vû dans le voisinage de M. de Torrès, il y a plusieurs mois, le nommé Pierre de Dyn que M. de Torrès traitoit pour lors d'un large ulcere vérolique dans l'aîne droite, à la suite d'un bubon ; & que le même de Dyn m'a été représenté aujourd'hui 14 Juillet 1755, bien guéri de cet ulcere, dont M. Dibon m'a assuré l'avoir traité. A Paris, les jour & an que dessus. Signé, MORAND.*

Certificat de M. HEBRARD, Maître en Chirurgie.

J E, *soussigné, Maître en Chirurgie, certifie avoir vû & visité trois fois, avec plusieurs Médecins & Chirurgiens, notamment avec M. le Dran mon confrere, le nommé la Pierre de Dyn, natif d'Anvers, qui nous a déclaré sortir de chez le Médecin Torrès, après y avoir subi un traitement des plus rigoureux pendant le tems de trois mois & demi. J'ai trouvé audit Malade un ulcere à l'aîne droite d'une nature chancreuse, qui s'étendoit jusqu'à la partie supérieure laterale de la cuisse. Il avoit en outre un bubon sous l'aisselle du côté gauche, un chancre à la verge, plusieurs pustules au scrotum, & un ulcere considerable qui occupoit une partie de la voute du palais. Ces accidens étoient accompagnés de fiévre, & d'une dyssenterie. Il n'étoit pas aisé de tirer un prognostic favorable, d'autant plus que la maladie & les remedes avoient épuisé le sujet ; mais M. Dibon, malgré nos soupçons, n'ayant jamais desesperé du Malade, le tems a effectué ses esperances, & j'ai vû ledit Pierre de Dyn bien & radicalement guéri. J'atteste hardiment que jamais levain vérolique n'avoit porté sa malignité à un plus fâcheux période : c'est ce que je certifie véritable. A Paris, le 16 Juillet 1755. Signé, HEBRARD.*

RÉFLEXIONS
CONCERNANT
M. DE TORRÉS,

Qui avoit manqué le Malade en queſtion, & ſur le nouvel Ecrit qu'il a répandu ſous ce titre : *Réponſe à la Réfutation que M. DIBON vient de faire de deux Ecrits publiés il y a un an en faveur de M. DE TORRÉS, par M. CARBONEIL, Docteur en Médecine.*

VOILA donc encore un Malade à joindre à ceux que j'ai prouvé qu'avoit manqués M. *de Torrès*. Il ne recuſera pas ce témoin, qui eſt en état de le confondre & qui ſe montrera par-tout. De toutes les prétendues guériſons que s'attribue le Médecin Eſpagnol, qu'il en produiſe une auſſi complette, auſſi difficile, &, j'oſe le dire, auſſi ſurprenante que celle-ci, je canoniſerai ſon Remede. Qu'oppoſera-t-il à la cure d'un Malade vû & revû par des Praticiens du premier ordre, & dont il avoit pris tant de ſoin lui-même de faire conſtater l'état ? Le Remede qui a pû opérer une gueriſon qu'il n'a pas ſeulement manquée, mais qu'il avoit rendue preſque impoſſible, eſt donc bien ſuperieur au ſien? Ainſi le défi que je faiſois au Docteur par ma ſeconde Lettre, & qu'il s'eſt bien gardé d'accepter, eſt pleinement décidé à mon avantage par la ſeule guériſon du ſujet qui avoit occaſionné ce défi (1). Mais com-

______

(1) Les deux guériſons rapportées dans ma premiere Lettre, page 4 & ſuivantes, & celle dont j'ai fait le détail dans l'Ouvrage qui a pour titre : *Réfutation de deux Ecrits publiés en faveur de M. de Torrès, &c.* aſſurent encore à mon Remede la ſuperiorité ſur celui de l'Eſpagnol, puiſque les maladies qu'il s'agiſſoit de guérir avoient réſiſté à l'uſage d'un long traitement.

ment , en réduifant ce Malade dans l'état déplorable où il l'avoit mis , a-t-il ofé traiter de *Bourreaux* les Chirurgiens François dont toute l'Europe reconnoît la fuperiorité ? Comment en imitant leurs frictions, dont l'ufage eft au moins juftifié par une très-longue experience , a-t-il pû croire qu'un Remede auffi peu fûr que le fien prévaudroit fur les Remedes connus ? Je ne prefferai point toutes ces conféquences qui fe développent d'elles-mêmes , & je paffe au nouvel Ecrit qu'il a publié fous le nom de *Carboneil*.

Je ferai court fur cet article. La reconnoiffance, la juftice, & fur-tout l'amour de la vérité , m'ont fufcité un bon défenfeur dans la perfonne de M. *Godard*. Ce Négociant plein de probité, qui a été réellement mon Malade , & que j'ai guéri très-réellement , n'eft point un être de raifon comme M. *Bertrand le Lépreux* , que perfonne n'a vû, ne voit , ne connoît, excepté M. *de Torrès* & fon prétendu *Carboneil*. M. *Godard* eft très-connu , ne craint point de l'être, & y gagne. Il m'a prévenu , & il a démontré deux faits importans. Premierement , le Chirurgien de cent cinquante lieues dont *Carboneil* a rapporté une Lettre écrite, dit-on, par le Malade à fon pere , mais évidemment fuppofée, ou mandiée du moins & dictée par M. *de Torrès* lui-même , n'a point été guéri par le Médecin Efpagnol ; puifqu'un Dentifte intelligent qui a vû la bouche du Malade avant qu'il eût effuyé tous les remedes du Docteur, & qui l'a revue lorfqu'il eft forti de fes mains , n'a trouvé chez lui d'autre changement qu'une grande foibleffe , & une forte d'épuifement. Le fecond fait prouvé par M. *Godard*, donne au Docteur un démenti formel fur la mal-adroite & très-fauffe hiftoire de la Marchande de galons qu'il fuppofe que j'ai manquée. M. *Godard* , dont toute l'aventure a été brouillée par les Mémoires fournis au Médecin Efpagnol, eft cette Marchande de galons. Sa Lettre à M. *de Torrès* eft vraiment de lui ; il eft prêt à la foutenir contre tous les Navarrois, Maures & Caftillans que produira M. *de Torrès*, fous quelques noms & fous quelques qualités qu'ils paroiffent. Par cette Lettre , M. *Godard* m'a laiffé peu de chofe à faire , & je me renfermerai dans quelques obfervations.

M. *de Torrès* prétend que je le fers en décriant fon Remede. Il eft certain que mes Ecrits n'ont pas peu contribué à le faire connoître ; mais fi j'ai rendu fon nom célebre à force de le faire imprimer, je fçai, comme tout le Public, que fon Remede ne l'eft gueres. Il peut donc tant qu'il lui plaira exagérer fes chimeriques fuccès : perfonne, non plus que moi, n'en croit rien.

Son prête-nom, M. *Carboneil*, ne m'a pas plus convaincu de fon exiftence & de celle du Médecin aux dartres, que des neuf cens guérifons qu'il attribue au Doƈteur. Neuf cens cures depuis un an ! Un M. *Bertrand*, Médecin, qui n'eft connu de qui que ce foit, & qui traite d'une Charge chez le Roi ! C'eft porter la dérifion au delà des bornes ; il faut refpeƈter bien peu le Public, pour foutenir jufqu'à la fin de pareilles fables.

Je n'ajouterai rien aux preuves oppofées par M. *Godard* à la prétendue Lettre du Malade de cent cinquante lieues. Mais de quel front M. *de Torrès* a-t-il pû faire imprimer une piece remplie d'hyperboles auffi ridicules & auffi outrées que l'offre des cinquante mille livres de rente qu'il a voulu perfuader qu'on lui avoit faite, & le judicieux parallele, qui a été fûrement fait par plaifanterie, de la Pierre Philofophale avec fon Remede ? Comment M. *de Torrès* n'a-t-il pas fenti que la fauffeté ou la fuggeftion de cette piece fauteroit aux yeux de tous fes Leƈteurs ?

L'épée de chevet du Doƈteur, eft toujours de chercher à me commettre avec des Praticiens refpeƈtables, & que je refpeƈte autant que j'eftime peu fon Remede. J'ai foigneufement diftingué ce qu'il fe tue par-tout à confondre : j'ai reconnu l'intégrité, la fageffe, & la fuperiorité des lumieres des *Falconnet*, des *Vernage*, des *Morand*, dont il rapporte les témoignages ; mes foupçons n'ont jamais porté que fur fon adreffe ou fur fon manége, dont j'ai des exemples & des preuves : ainfi rien de commun entre M. *de Torrès*, & les habiles gens qu'il veut m'oppofer.

M. *de Torrès* eft bien glorieux que je n'aie indiqué que fix Malades manqués par fon prétendu Spécifique, comme fi j'étois obligé de faire un long martyrologe de tous ceux dont j'ai feulement entendu parler. J'ai défigné ces fix Malades, parce que je les ai vûs moi-même fortant de fes mains en l'état où je les repréfente.

Il faut ajouter à ces fix Malades le nouveau Martyr, Auteur du Mémoire qui précede ces Réflexions, & qu'il a publié être mort dans l'ufage de mon Remede. *Carboneil*, après s'être applaudi du petit nombre de ces Malades manqués en comparaifon des neuf cens cures qu'il attribue à fon Docteur, rapporte des certificats qui prouvent la guérifon de deux de ces mêmes Malades. Ces certificats marquent en effet que tels Malades en telles circonftances ont été guéris par M. de *Torrès*; mais ils n'ont point d'application à ceux que j'ai défignés. Pour s'en convaincre, il ne faut que comparer la defcription que *Carboneil* a faite à la mienne.

La réponfe de *Carboneil* eft terminée par le plus pitoyable menfonge, par l'impofture la plus atroce qu'on ait jamais imaginés. Il me défigne trois Malades que j'ai manqués, felon lui, avec beaucoup d'autres. Mais comment les défigne-t-il ? Heureufement tout le monde a vû que la fable de ces Malades n'étoit qu'une miférable récrimination, à laquelle il n'y avoit que cette réponfe : *Mentiris impudentiffimè*. M. *Godard* a difcuté le fait de la prétendue Marchande de galons de la rue S***; mais qu'eft-ce encore que le Chapelier de la rue***? Voilà des indications bien faites, & qui méritent beaucoup de foi. Quant à l'Officier que M. *Dieuxaide*, Maître en Chirurgie, fuppofe avoir vû dans un état qui tenoit de la fureur, il faut avoir renoncé à tous les fentimens d'honneur, pour ofer hazarder un menfonge auffi caractérifé que l'eft celui-là. M. *Dieuxaide*, dont la difgrace auroit dû le corriger de fon zele pour le Remede de l'Efpagnol, peut-il efperer que fon témoignage foit de quelque confideration? Je lui défie de me produire ce Malade fi cruellement maltraité, & qui par cette raifon ne doit point héfiter à venir me confondre. Enfin, je fomme & j'interpelle non-feulement M. *Dieuxaide*, mais M. *de Torrès* lui-même, avec *Carboneil* & *Bertrand* (j'y joins encore MM. *Paignon* & *Gourfault*) je les fomme, dis-je, tous enfemble, & chacun en particulier, ou de me repréfenter quelqu'un des Malades qu'ils suppofent que j'ai manqués, ou de les faire expliquer, foit par écrit, foit de vive voix, devant tel arbitre dont nous conviendrons; ou en un mot de me convaincre de quelque façon que ce foit. Jufqu'à ce qu'ils aient fait cette preuve, ils font eux-mêmes convaincus de la plus infigne fauffeté, & ne peuvent être regardés que comme des calomniateurs.

C'eft, ce me femble, avoir affez juftifié l'efficacité de mon Remede. Je croirois me compromettre fi déformais je me mettois en frais pour répondre, fur-tout à ceux qui fe cachant fous des noms inconnus, auroient la malignité de m'imputer des faits abfolument controuvés. Si quelqu'un vouloit m'attaquer déformais, je le prie d'avance d'imiter la conduite que j'ai tenu jufqu'à préfent; j'ai mis mon nom à tous mes Ecrits; j'ai apporté des preuves de tout ce que j'ai avancé. Tel doit être le procédé d'un galant homme qui n'appréhende point de fe montrer au grand jour.

A P P R O B A T I O N.

J'AI lû, par ordre de Monfeigneur le Chancelier, un Manufcrit intitulé : *Témoignage public rendu à M. Dibon, Chirurgien ordinaire du Roi dans la Compagnie des Cent Suiffes de la Garde du Corps de Sa Majefté, par Pierre de Dyn, d'Anvers ; avec les preuves de la cure, &c.* & je n'y ai rien trouvé qui forte des bornes d'une jufte défenfe. A Paris, ce 18 Juillet 1755.

G I B E R T.

www.ingramcontent.com/pod-product-compliance
Lightning Source LLC
Chambersburg PA
CBHW072336150726
47998CB00017B/1288